1

Лечение радикулита без применения медикаментов

ЛЕЧЕНИЕ РАДИКУЛИТА

БЕЗ ПРИМЕНЕНИЯ МЕДИКАМЕНТОВ

Доктор Вениамин Александров

Врач Высшей Категории

TO MY SONS

ANTON AND ALEXEI

Оглавление

ACKNOWLEDGEMENTS

The author is indebted to Mrs Y Carter for proofreading and useful comments and Dr A Alexandroff for technical help with the preparation of this book.

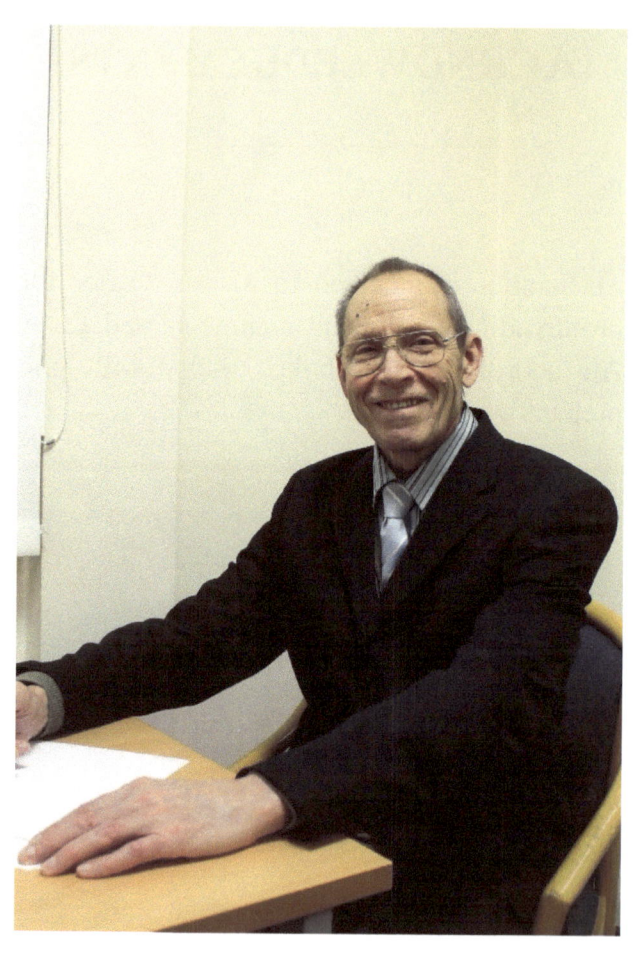

Об авторе

У меня радикулит проявился в возрасте 32 лет. К этому времени я получил определённый врачебный опыт и сразу же начал лечиться у невропатолога. Несмотря на постоянное наблюдение и своевременное лечение радикулит продолжал прогрессировать. В возрасте 44 лет я работал заместителем проректора по лечебной работе Первого Московского Медицинского Института имени М. Сеченова, тогда приступы радикулита стали постоянными и изнуряющими.

Несмотря на рекомендации лучших врачей нашего института и лечение медикаментами, начавшееся обострение приобрело постоянную форму. За пять лет постоянного лечения врачи не смогли добиться не единой ремиссии моего радикулита. Болевой синдром достиг такой интенсивности, что я иногда терял сознание. В такое критическое время мне делали инъекцию наркотика - вводили парентерально «Промедол», «Омнопон» или «Морфий». Мне пытались помочь и специалисты, владеющие мануальной терапией. Лучшим медицинским препаратом того периода являлся «Румалон». Без инъекции которого я не мог идти на работу. Поэтому в рабочие дни я вынуждено делал инъекции Румалона постоянно. Я не мог ходить прямо и привык двигаться бочком.

Позже, отказавшись от проводимого лечения, решил сам разобраться со своим радикулитом.

Поняв источник возникновения болевого симптома при радикулите, я разработал лечебные упражнения способствующие восстановлению локального кровообращения в регионе имевшейся патологии. Отказавшись полностью от медикаментозного лечения, я занялся лечебной физкультурой, то есть стал делать разработанные мной физические упражнения до пяти – семи упражнений, от пяти до пятнадцати раз в день. Сначала добился длительной ремиссии от радикулита. Первая длилась более двух месяцев. После проведённого двухнедельного лечения ремиссия стала постоянной. С тех пор я никогда не пользуюсь медикаментами. В период возникновения болевого симптома от радикулита делаю два раза в день по три составленных мной физических упражнений в течение двух – трёх дней. После чего боль исчезает и не беспокоит меня длительное время. Иногда подобная ремиссия длится от трёх до пяти лет.

Введение

В общей врачебной практике радикулит означает синдром ряда серьёзных заболеваний: коксартроз тазобедренного сустава; поражение корешков спинного мозга, попарно выходящих через отверстия каждого позвонка; грыжа межпозвоночного диска; остеоартроз с выраженными остеофитами; спондилолистез шейного, шейно – плечевого, грудного, поясничного и пояснично-крестцового отделов позвоночника; метастазы позвоночника различных злокачественных заболеваний; туберкулёз позвоночника и ряда других заболеваний.

Синдром радикулита это:

1. Резкая боль в шейном, шейно-плечевом, грудном и пояснично-крестцовом регионах.
2. Покалывание и онемение в тех же регионах, а так же в одной из верхних или нижних конечностей.

3. Интенсивная боль в одной из нижних или реже верхних конечностей.
4. Слабость мышечной системы в одной из конечностей.

КАКИМ ОБРАЗОМ ПРЕДЛАГАЕМЫЕ ФИЗИЧЕСКИЕ УПРАЖНЕНИЯ ЛЕЧАТ РАДИКУЛИТ

Лечение радикулита - болевого синдрома в регионе грудного и поясничного отделов позвоночника с помощью лечебной физкультуры проводится в положении лёжа, на медицинской кушетке или на жёстком диване, столе.

Лечебный эффект полностью зависит от правильного выполнения методики данного лечебного упражнения в ходе которого скелетный связочно-мышечный аппарат человека вправляет позвонки на своё место. Это способствует снятию боли и других сопутствующих ишемических симптомов, таких как покалывание и онемение тканей, явления дискомфорта и ограничение подвижности суставов.

Во время выполнения упражнения больной должен в напряжении держать коленные суставы, что усиливает тягу по смещению позвонков на нужное место. В то же время, больной должен расслабить связочно — мышечный аппарат позвоночника, т.к. это позволяет более лёгкому вправлению смещённых позвонков на своё исходное место. Как только позвонки занимают своё исходное положение — восстанавливается кровообращение в регионе бывшего их смещения и рассасывается отёк межпозвоночных тканей, являющийся причиной возникновения болевого синдрома. Локальный отёк тканей, сдавливая кровеносные сосуды и нервные корешки спинного мозга, вызывает резкую боль во время движения.

Чем раньше, с момента возникновения болевого синдрома, больной начнёт делать данное упражнение, тем быстрее исчезнет острая боль. Если упражнение не делается более двух часов, приходится применять обезболивающие медицинские препараты в течение первых суток.

Методика упражнений

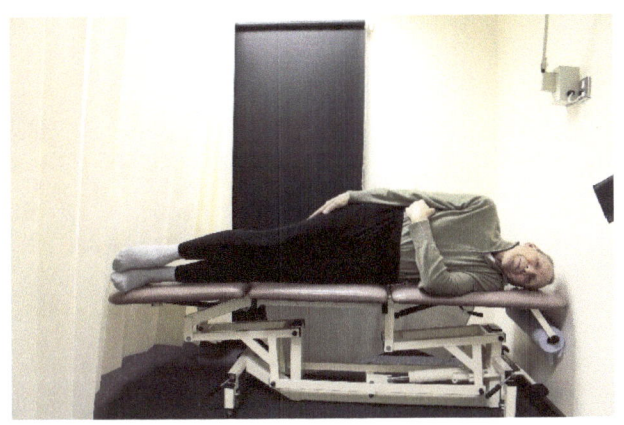

1. Необходимо лечь на самый край кушетки строго на левый бок. Исходное положение: руки и ноги вытянуты вдоль туловища. Правая рука и правая нога являются верхними.

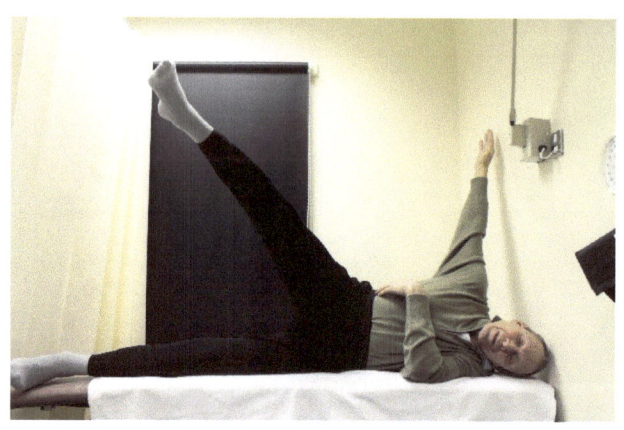

2. Правая нога, совершенно прямая, поднимается больным максимально кверху и медленно, описывая четверть круга, двигаясь вперёд до положения прямого угла, по отношению к туловищу и вытянутой вперёд левой ноге.

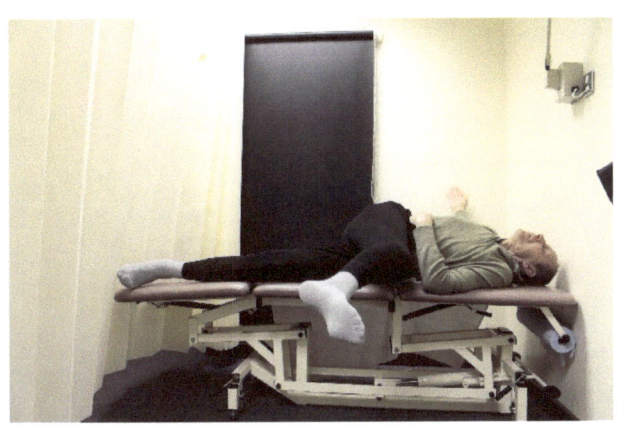

3. Одновременно с движением правой ноги – правая рука движется прямо вверх и назад вместе с максимально раскручиваемой верхней частью тела и головой до момента касания локтем правой руки до поверхности медицинской кушетки. Достигнув указанной точки ногой, задержите ее на мгновение. Обе ноги должны сохранять абсолютно прямое положение в коленных суставах. Затем правую ногу очень медленно опустите к полу.

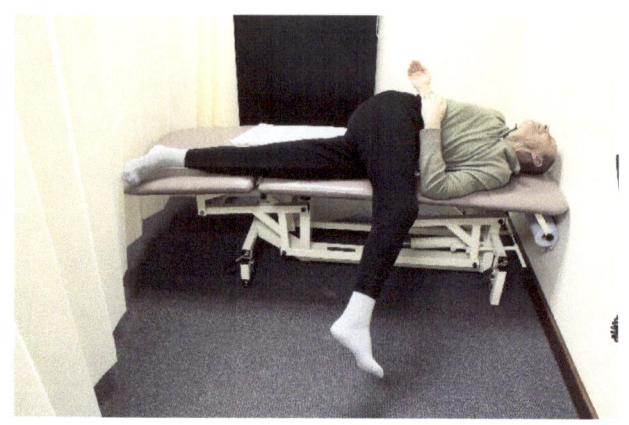

4. В этот момент необходимо рассла-
    бить связочно – мышечный аппарат
    позвоночника. Это достигается рас-
    слаблением связочно – мышечной
    системы тазобедренного сустава
    спустившейся к полу правой ноги.
    Больной должен свесить её,
    расслабляя, чтобы почувствовать,
    что правая нога повисла. И снова
    задержать её в этом положении, но
    уже на более длительное время 30 –
    40 секунд.

Затем необходимо поднять опущенную ногу вверх повторяя движение в обратном порядке, положив ногу на исходный рубеж. Одновременно, с движением правой ноги в обратном порядке, движется правая рука к первоначально исходному положению.

Таких упражнений правой ногой и правой рукой повторить пять раз. После чего перевернитесь на другой бок и повторите пять раз то же упражнение левой ногой и левой рукой.

Во время упражнений позвонки вправляются самостоятельно, кроме того, восстанавливается нарушенное локально кровообращение, что ведёт к рассасыванию образовавшегося отёка тканей.

Полезная информация

С лечебной целью упражнение рекомендую делать три – пять раз в сутки, по пять упражнений на левом и пять упражнений на правом боку, до полного исчезновения болевого симптома.

В целях профилактики обострений радикулита нужно ежедневно или 2 – 3 раза в неделю делать это упражнение утром после сна и вечером перед сном в течение месяца два раза в год.

При возникновении минимальной интенсивности болевого симптома, чтобы предупредить развитие грозного синдрома, необходимо сделать это упражнение как можно скорее.

Полезные, но необязательные физические упражнения:

1. Медленное сгибание туловища вперед до касания пальцами рук пола.

2. Наклоны в левый и правый бок.
3. Приседания с вытянутыми руками вперед.

1. Круговые движения туловищем в поясе — упражнения туловищем с кольцом или вращательные упражнения туловищем с кистями рук на поясе.
2. Круговые движения туловищем с вытянутыми руками вверх.
3. Нельзя сидеть в положении одной ноги положенной на другую ногу, согнув их в коленных суставах.
4. Нельзя лежать на высоких подушках или когда плечо лежит на подушке.

ПРЕДУПРЕЖДЕНИЕ

Предупреждение для всех больных страдающих радикулитом - если вы проводите лечение с помощью описанных выше физических упражнений в течение двух недель и болевой симптом не исчезает, а только уменьшается интенсивность болевого симптома, срочно обратитесь к участковому врачу, который обязан направить вас на обследование для выявления и срочного лечения таких заболеваний как туберкулёзное поражение позвоночника, заболевание одной из форм злокачественной опухоли или остеоартрозом. При указанных заболеваниях требуется специальное лечение.

19

Другие издания опубликованные издательством A Alexandroff

1. Back pain – treatment without medications. Veniamin Alexandrov. Kindle edition. Published 2015. ISBN 978-0-9935277-0-8. Available from Amazon (ASIN: B019P9KXMQ)

2. Back pain – treatment without medications. Veniamin Alexandrov. iBOOKs edition. Published 2015. ISBN 978-0-9935277-1-5 Available from iBOOKs.

3. Лечение радикулита без применения медикаментов. Вениамин Александров. Kindle edition. Published 2015. ISBN 978-0-9935277-5-3. Available from Amazon (ASIN: B019PBEOVU).

4. Лечение радикулита без применения медикаментов. Вениамин Александров. iBOOKs edition. Published 2015. ISBN 978-0-9935277-4-6. Available from iBOOKs.

5. Successful Treatment of Alopecia Areata with Diphencyprone Topical Immunotherapy. Anton Alexandroff. Kindle edition. Published 2015. ISBN 978-0-9935277-3-9. Available from Amazon (ASIN: B019NXMS2W).

6. Successful Treatment of Alopecia Areata with Diphencyprone Topical Immunotherapy. Anton Alexandroff. iBOOKs edition. Published 2015. ISBN 978-0-9935277-2-2. Available from iBOOKs.

7. Кремлевские капсулы. Короткие рассказы. В. И. Александров. Published 2016. ISBN 978-0-9935277-6-0. Available from A Alexandroff Publisher.

www.ingramcontent.com/pod-product-compliance
Lightning Source LLC
Chambersburg PA
CBHW050904290526
45792CB00002B/705